வேப்பமரத்தின்

வி.எஸ்.ரோமா

ISBN 978-1-63904-806-9

பொருளடக்கம்

1

வேப்பமரத்தின்மருத்துவபயன்கள்சில . வேப்ப மரத்திலிருந்து வீசும் காற்று ஒரு வகை மருத்துவ குணம் கொண்டது. இது உடலுக்கு தீங்கை விளைவிக்கும் பாக்டீரியாகளைக் கொல்லும் சக்தியை உடையது. வேப்ப மரத்தின் அடியில் அமர்வதாலும், அதன் காற்றை சுவாசிப்பதாலும், அதனை பார்ப்பதாலும் ஒருவிதமான மன அமைதி கிடைக்கிறது.

தமிழர்களின் பண்பாட்டோடும், பழக்க வழக்கங்களோடும் பிணைந்-துள்ள வேம்பின் அனைத்து பாகங்களும் பயனுடையவை.

வேப்பமரத்தின் மருத்துவ பயன்கள் ......

வேப்ப மரத்திலிருந்து வீசும் காற்று ஒரு வகை மருத்துவ குணம் கொண்டது.இது உடலுக்கு தீங்கை விளைவிக்கும் பாக்டீரியாகளைக் கொல்லும் சக்தியை உடையது.வேப்பமரங்கள் அதிகமாக இருக்கும் கிராமங்களில் மற்ற இடங்களில் நோய்கள் பரவுவது போல் பரவுவது இல்லை.நன்றாக தழைத்து வளர்ந்து இருக்கும் வேப்ப மரத்தை தினந்-தோறும் பார்த்து வந்தாலே கண்களுக்கு குளிர்ச்சி உண்டாகும். அம்ம-ரத்தின் அடியில் மாலை நேரங்களில் அமர்ந்து இருந்தாலே மன இறுக்-கம் குறையும். உடல் உபாதைகளும் நீங்கும்.இதனால் தான் மன நல காப்பகங்களில் கூட அதிகமாக நாம் வேப்ப மரங்களை காண முடியும்.

இதனால் மன நலம் பாதிக்கபட்டவர்கள் குணமடைய வாய்ப்பு உண்டு. இயற்கையாகவே வேப்பமரத்தின் இலைகளின் நுனி பகுதிகள் பூமியை பார்த்த படியே கீழ் நோக்கி இருக்கும்.இதனால் ஒளிச்சேர்-கையின் போது வெளியாகும் ஆக்சிஜனில் வெகு சக்தியுள்ள ஒசான் (O_3) கலந்து உள்ளதாக ஆய்வுகள் தெரிவிக்கின்றன. மனித உடலில் உண்டாகும் சகல வியாதிகளையும் குணமாக்கிடும் மருத்துவ குணத்தைக் கொண்ட சஞ்சீவி மரமாக வேம்பு திகழ்கின்றது. இம்மரத்தில் வேர்,

பட்டை, மரப்பட்டை ,மரக்கட்டை , வேப்பங் கொட்டையின் மேல் ஓடு ,உள்ளிருக்கும் பருப்பு,வேப்பமரத்து பால் ,வேப்பம் பிசின்,வேப்பங்காய் , வேப்பம் பழம் ,பூ,இலை ,இலையின் ஈர்க்கு ,வேப்பங் கொழுந்து போன்-றவை மருத்துவ குணங்களைக் கொண்டுள்ளபடியால் அவை அனைத்-துமே சித்த , ஆயுர்வேத முறை வைத்தியங்களில் மருந்துப் பொருளாகச் சேர்க்கப்பட்டு வருகிறது. இதனால் தான் அம்மை கண்டுள்ள வீட்-டின் வாசற்புறத்தில் வேப்பிலைக் தோரணம் கட்டி வைப்பார்கள் .இவ்-வாறு வைப்பதினால் அம்மை நோயானது பரவாமல் இருக்கும்.அம்மை நோய்க்கு ஆளானவர்களை வேப்பிலை மீது தான் படுக்க வைத்திருப்-பார்கள் .

இது அம்மை நோய் இறங்கும் போது உடம்பில் ஒரு வித நமைச்-சலும் அரிப்பும் உண்டாகும் .இதை தடுக்கவே இவ்வாறு செய்கிறார்-கள்.அம்மை நோய் இறங்கிய பின் தலைக்கு தண்ணீர் விடுவார்-கள்.அவ்வாறு தண்ணீர் விடும் சமயத்தில் வேப்பிலை மற்றும் மஞ்சள் ஆகியவற்றை ஒன்றாக அரைத்து எடுத்த விழுதினை நோயாளியின் உடம்பு முழுவதும் பூசி பின் உடம்பை கழுவுவார்கள். சமீப காலமாக அறிவியல் ஆய்வுகளின் வாயிலாக வேப்பிலைக்கு நச்சினை முறிக்-கும் தன்மை மற்றும் நுண்ணிய விஷ கிருமிளையும் அழிக்கும் தன்மை உடையது என தெளிவு படுத்துகிறது. மேலும் குழந்தை பிரசவமான வீட்டின் வாசற்புறத்தில் வேப்பிலைக் தோரணம் கட்டி வைப்பார்கள் .இவ்வாறு வைப்பதினால் வெளியிலிருந்து வருபவர்களிடமிருந்து நச்சு-கிருமியானது தாய் சேய் இருவரிடமும் பரவாமல் தடுத்து இருவரை-யும் பாதுகாக்கும். நீரழிவு என்று சொல்லக்கூடிய சர்க்கரை வியாதியை-யும் இது கட்டுபடுத்தும். எவ்வாறென்றால் வேப்பங் கொழுந்தை மை போல் அரைத்து வெறும் வயிற்றில் சாப்பிட்டால் சர்க்கரை வியாதி-யின் கடுமை குறைந்து அதை கட்டுபடுத்தலாம்...... .மேலும் மஞ்சள் காமலை,குடற்புண்,பாம்புகடி,வீக்கம்,காய்ச்சல் போன்றவைகளையும் இது குணபடுத்த வல்லது.

வேப்பூ ஆனது நிம்பஸ்டி ரோல் என்ற பொருளை கொண்டுள்-எது,இது மனித உடலில் சுரக்கும் ஹார்மோன்களில் ஒன்றை ஒத்து போவதால் இது பசியை தூண்டிடவும், பித்தம் ,வாந்தி, வாதம் சமந்தப்-பட்ட நோய்களை குணபடுத்துகிறது. மரங்கள் அனைத்திலும் புனிதமா-கவும்,பலவகையான நோய்களை குண படுத்த வல்லதுமாக இந்த வேப்-

பமரம் கருத படுகிறது. இதனால் நாமும் கோயில்கள்,குளக்கரை பொது இடங்கள் போன்ற பகுதிகளில் நட்டு வைத்து பராமரித்தால் விஞ்ஞான ரீதியாகவும்,சாஸ்த்திர ரீதியாகவும் பல நன்மைகளை பெற்று வாழலாம். இலை : வேப்ப மரத்தின் இலைகள் தோல் நோய்களுக்கு நல்ல மருந்தாக விளங்குகின்றன. வேப்ப மர இலைகளை அரைத்து பசைபோல் செய்து வீக்கம், நாள்பட்ட புண்கள், கட்டிகள் மீது பூசி வரலாம். தாய்மார்கள் பால் சுரப்பை நிறுத்த வேப்ப மர இலைகளை மார்பகங்களின் மீது வைத்து கட்டுவார்கள் .வேப்பம் பூ: வாயுத்தொல்லை, ஏப்பம் அதிகமாக வருதல்,பசியின்மை போன்றவைகளுக்கு வேப்ப மரத்தின் பூக்களை மென்று தின்பார்கள். வேப்பங்காய்: வைரஸ் காய்ச்சலால் தொழுநோய், சிறுநீர் சம்பந்தமான நோய்களுக்கு வேப்பங்காய் நல்ல பலன் தருகின்றது.

வேப்பம் பழம் : வேப்பம் பழத்தை அரைத்து சாற்றை எடுத்து தோல் புண், சொறி, சிரங்குகளில் பூச அவை குணம் பெறும். வேப்பங் கொட்டை: உடலில் உள்ள புண்களில் தொற்று நோய்க்கிருமிகள் தாக்காதபடி செய்ய வேப்பங்கொட்டையை அரைத்துப் பூசும் வழக்கம் கிராமங்களில் நிலவி வருகின்றது. பட்டை: வேப்பம் பட்டையுடன் நீர்,எண்ணெய் மற்றும் பிற மருந்துப்பொருட்களைச் சேர்த்து காய்ச்சி தைலங்களாக தோல் புண்,சொறி, சிரங்குகளின் மீது பூசிவந்தால் அவை குணம் பெறும் என்று மூலிகை மருத்துவ நூல்களில் கூறப்பட்டு வருகிறது. மேலை நாட்டு அறிவியல் வல்லுனர்கள் இந்திய குடும்ப பெண்கள், பல நூற்றாண்டு களாக நம்பி வந்த கருத்தை அறிவியல் மூலம் நிரூபித்துள்ளனர். அதுதான் வேப்ப மரத்தின் பயன். வேப்ப மரத்தின் நோய் நீக்கும் பயனை தற்போது அமெரிக்க விஞ்ஞானிகள் அறிந்துள்ளனர்.

வேம்பு தமிழர்களின் பண்பாட்டோடும், பழக்க வழக்கங்களோடும், வாழ்வோடும், வழிபாட்டோடும் பின்னிப் பிணைந்து விட்ட ஒன்றாகும். சங்க இலக்கியங்களிலேயே "தெய்வம் சார்ந்த பராரை வேம்பு" என்று வேம்பு சிறப்பிக்கப்படுகிறது. வேம்பு வேப்ப மரம் இந்தியா, இலங்கை, பர்மா போன்ற நாடுகளில் வளரும் மிகவும் பயனுள்ள ஒரு மரம். இதன் மருத்துவ பண்புகள் கருதி, ஒரு மூலிகை என்றும் வகைப்படுத்தலாம். வேப்ப மரம் நன்றாக வளர்ந்து நிழல் தர வல்லது. அதன் இலைகள் கிருமிகளை அழிக்கும் அல்லது அணுகவிடா தன்மை கொண்டவை என்று கருதப்படுகின்றது. வேப்பம் பூ இல் இருந்து வேப்பம் பூ வடகம்,

பச்சடி, ரசம் என்பவை செய்யலாம்.

வேப்ப எண்ணையும் மருத்துவ ரீதியாக பாவிக்கப்படுகின்றது. சித்தர்கள் மூலமாக நமக்கு தெரிந்த சித்த மருத்துவம்: இப்படிப்பட்ட வேம்பு மருந்தாகித்த தப்பா மரம் என்பதை சித்தர்கள் அறிந்தனர். அவர்கள் சொன்னவற்றை இன்றைய விஞ்ஞானிகளும் ஏற்றுக் கொள்கின்றனர். இன்று வரை 30-க்கும் மேற்பட்ட தாவர இரசாயனங்கள் கண்டறியப்பட்டுள்ளன. *இலை, பட்டை, விதையிலுள் தைலம் பலவகையான பாக்டீரியாக்களைக் கட்டுப்படுத்தும் திறன் உள்ளது என கண்டறியப்பட்டுள்ளது. மருந்துக்கும் கட்டுப்படாத காசநோய் கிருமிகள் வேப்ப எண்ணெய்க்கு கட்டுப்படுவதாக ஆய்வு அறிக்கைகள் சொல்லுகின்றன. *லக்னோவிலுள்ள King George மருத்துவக் கல்லூரியில் செய்த ஆய்வின் மூலம் வேப்பிலை மோசமான தோல் நோய்களையும் கட்டுப்படுத்தும், மேலும் குடல் புழுக்களையும் அகற்றும் ஆற்றல் உள்ளது

மேகாலாயவில் உள்ள பழங்குடி மக்கள் இதய நோய்க்கும், காச நோய்க்கும் வேப்பம் பழங்களையும், இலைகளையும் பயன்படுத்துகிறார்கள்

வேப்பிலையின் நன்மைகள் ●●●●●●●●●

வேப்ப மரத்தின் அடியில் அமர்வதாலும், அதன் காற்றை சுவாசிப்பதாலும், அதனை பார்ப்பதாலும் ஒருவிதமான மன அமைதி கிடைக்கிறது. நோய் எதிர்ப்பு சக்தியை பல மடங்கு பெருக்கக் கூடியது. வயிற்று பிரச்சனைகளை தீர்க்கக் கூடியது. மேலும், புற்றுநோய் வராமலும் தடுக்கிறது. கிருமிகளை அழிக்கக்கூடிய சக்தியும் வேப்ப மரத்திற்கு உண்டு.

வயிற்றில் பூச்சி இருந்தால் தினமும் வேப்பம்பழத்தை சாப்பிடலாம். வேப்பிலையை எலுமிச்சை சாற்றுடன் கலந்து அரைத்து தலைக்கு தேய்க்க பித்தத்தால் ஏற்படும் மயக்கம் சரியாகும். குமட்டல், வாந்தி, மயக்கம் போன்றவை குணமாகும். மேலும், மலேரியாவை குணப்படுத்தும் தன்மை வேப்பிலைக்கு இருக்கிறது. நோய் எதிர்ப்பு செல்கள் அதிகரிக்கும். வேப்பிலை கசாயம் கிருமிகளை கொன்று காய்ச்சலை குணப்படுத்தும் தன்மை கொண்டதாகும்.

தினமும் காலை நேரத்தில் 10 வேப்பங்கொழுந்து எடுத்து அதனுடன் 5 மிளகுடன் சேர்த்து சாப்பிட்டு வந்தால் மலேரியா காய்ச்சல்குணமடையும். வேப்பங்காய் தினந்தோறும் சாப்பிட்டு வந்தால் சர்க்கரை நோயை கட்

டுப்பாட்டில் வைக்க முடியும்.

ஆலும் வேலும் பல்லுக்குரியது என்று சொல்வதுண்டு. வேப்பக்குச்சியால் தினந்தோறும் பல் துளைக்கினால் பற்கள் வலிமை பெறுவதோடு, ஈறுகள் பிரச்சனையும் இருக்காது. பித்தவெடிப்பிற்கு வேப்பிலை சிறந்த மருந்தாக பயன்படுகிறது. வேப்பிலை மற்றும் மஞ்சள் சேர்த்து அரைத்து பூசி வந்தால் பித்தவெடிப்பு மற்றும் கால் பாதம் எரிச்சல் போன்றவை குணமடையும்.

வேப்பம் பழம் பித்தத்தை தணிக்கும் தன்மை கொண்டது. எந்த நோயும் வராமல் பாதுகாக்கும். இது பித்தத்தை தணிக்கும். சொரி, சிரங்கு மற்றும் தோ ஆச்சரியம்..! வேம்பின் மருத்துவ குணங்கள்..!

வேம்பு

இதன் மறு பெயர்கள்: வேப்பமரம், அரிட்டம், துத்தை, நிம்பம், வாதாரி, பாரிபத்திரம், பசுமந்தம்

வளரும் இடங்கள்: இந்தியா, ஈரான், பாகிஸ்தான், இலங்கை , மியான்மர், இது தவிர தெற்கு மற்றும் தென் கிழக்கு ஆசியாவை சேர்ந்த இதர நாடுகள், ஆப்ரிக்கா, அமெரிக்க கண்டங்கள், ஒரு சில அரபு நாடுகள்

பயன் தரும் பகுதிகள்: இலைகள், கொட்டைகள், பட்டை, மலர், பழம் மற்றும் குச்சி ஆகிய இவை அனைத்துமே பயன் தரும் பகுதிகள் தான் பொதுவான தகவல்கள் : "வேம்பு" என்று அழைக்கப்படும் வேப்ப மரத்தை அறியாதவர்கள் இந்தியாவில் யாரும் இருக்க முடியாது. இதனை சக்தியின் அம்சமாகவும் கருதி தலை முறை, தலை முறையாக மக்கள் பாதுகாத்து வருவதும் குறிப்பிடத்தக்கது. இதன் அனைத்து பாகங்களுமே மருத்துவ குணம் கொண்டது தான். மனிதர்களுக்கு ஊரு விளைவிக்கும் நுண்ணிய கிருமிகளை அழிக்க வல்லது. இதில் இருந்து தற்காலங்களில் சோப்புகள் கூட தயாரிக்கப்படுகிறது. இந்தியாவில் காணப்படும் முக்கிய மூலிகைகளில் முதன்மையானது இந்த வேம்பு என்று சொன்னால் அது மிகை ஆகாது. இது மருத்துவ உலகில் மார்க்கோசா மற்றும் நீம் என்று அழைக்கப்படுகிறது. வெளிநாடுகளில் கூட வேப்பங்குச்சியில் பற்களை சுத்தம் செய்யும் வழக்கம் வெகுவாகப் பரவி வருகிறது.

வேப்ப மரம் நமக்கு நிழலை மட்டும் அல்ல பாதுகாப்பையும் அளிக்-கிறது. வேப்ப மரத்து இலைகளில் பட்டு வெளிவரும் காற்றும் கூட ஊரு விளைவிக்கும் கிருமிகளை அழிக்க வல்லது. வேப்ப மரத்தின் பழ விதைகளில் (வேப்பங்கொட்டை) இருந்து வேப்ப எண்ணெய் தயாரிக்-கப்படுகிறது. இது கொசுக்களை விரட்ட வல்லது. வேப்ப எண்ணெய்யில் விளக்கு ஏற்றினால் வீட்டிற்கு கொசு, ஈ என எதுவுமே வராது. வேப்-பெண்ணெய் பொதுவாக சமையலில் பயன்படுத்தப்படுவதில்லை. ஆனால் இதிலுள்ள மருத்துவக் குணங்களின் காரணமாக, மருந்தாகவும், ஒப்-பனைப் பொருட்களாகவும், சோப் தயாரிக்கவும் பயன்படுத்தப்படுகின்றது. அத்துடன் பீடைகொல்லிகள், பூச்சிகொல்லிகளாகப் பயன்படுத்தப்படுவ-துடன், சேமிக்கப்பட்ட விதைகளை பூச்சிகளிடம் இருந்து பாதுகாக்கவும் உதவுகின்றது.

மொத்தத்தில் வேப்ப மரத்தை முழுமையாக உபயோகிக்கும் பட்சத்-தில் பல விต வியாதிகளில் இருந்து நாம் விடுபடலாம். இது மருத்துவ உலகத்தில் சர்வ, சரும ரோக நிவாரணியாகக் கருதப்படுகிறது.

புராணங்களில் வேப்ப மரம் : தேவர்களின் தலைவனான இந்திரன் தனது வெள்ளை யானையில் அமிர்த கலசத்தினை கொண்டு செல்கை-யில், அதிலிருந்து தளும்பிய அமிர்தம் வேப்ப மரத்தில் விழுந்ததாகவும், அதனால் தான் அது எல்லா விதமான நோய்களையும் தீர்க்கும் படி-யாக உள்ளதாகவும் கூறப்படுகிறது. அதே போல இந்த மரம் சூரியனின் அருள் பெற்ற மரம் என்றும். இதன் நிழலில் சூரிய தேவனே தங்கி உள்ளதாகவும் கூறப்படுகிறது.

மருத்துவப் பயன்கள்:

மாதம் ஒரு முறை வேப்பம்பூ ரசம், துவையல் ஆகியவற்றை சமைத்து சாப்பிட்டால் நோய் எதிர்ப்பு சக்தி அதிகரிக்கும். குறிப்பாக சித்திரை மாதம் துவங்கும் சமயம் அதிகளவில் வேப்பம் பூக்களை மரத்-தில் காணலாம்.

வயிற்றில் பூச்சி இருந்தால் தினமும் வேப்பம் பழத்தை சாப்பிடுங்கள். பூச்சிகள் வெளியேறிவிடும்.

வேப்பிலை, எலுமிச்சம் பழச் சாற்றில் அரைத்துத் தலைக்குத் தேய்க்க, பித்தத்தால் வரும் மயக்கம் குணமாகிவிடும்.

வேப்பம் பூவை உண்டு வந்தால் வாந்தி மயக்கம் குணமாகும். பசி உண்டாகும். நோய் எதிர்ப்பு செல்கள் அதிகரிக்கும்.

வேப்பிலைக் கசாயம் கிருமிகளைக் கொன்று காய்ச்சலைக் கட்டுப்-படுத்தும் தன்மை கொண்டதாகும். தினமும், காலை வேளையில் பத்து வேப்பிலைக் கொழுந்து எடுத்து ஐந்து மிளகுடன் சேர்த்து மென்று சாப்-பிட்டு வந்தால் மலேரியாக் காய்ச்சல் குணமாகும்.

சர்க்கரைவியாதியை கட்டுக்குள் கொண்டுவர தினமும் வேப்பங்-காயை சாப்பிட்டு வாருங்கள். மாத்திரையின்றி கட்டுக்குள் கொண்டு வரலாம்.

வேம்பின் வேர்ப்பட்டைப் பொடியுடன் முதிர்ந்த பூவரசம் பட்டைப் பொடி கலந்து 2 கிராம் அளவாகச் சிறிது சர்க்கரையை சேர்த்து காலை, மாலை என சாப்பிட்டு வந்தால் தீராத தொழுநோய் முதலான அனைத்து சரும வியாதிகளும் குணம்டையும்.

3 கிராம் வேப்பம் விதையை சிறிது வெல்லம் கூட்டி அரைத்துக் காலை, மாலையாக 40 நாட்கள் சாப்பிட மூல நோய் தீரும்.

வேப்பங்குச்சியை பயன்படுத்தி பல் விலக்க. பல் சம்மந்தமான அனைத்துப் பிரச்சனைகளும் தீரும்.

வேப்பிலை மற்றும் மஞ்சள் சேர்த்து அரைத்துப் பூச பித்த வெடிப்பு கால் பாத எரிச்சல் குணமாகும்.

வேப்பிலை மற்றும் மஞ்சள் சேர்த்து அரைத்து நகச்சுத்திக்கு பற்று போட்டால் சீக்கிரத்தில் குணமாகும்.

வீட்டில் சாம்பிராணியுடன் வேப்பம் பூவையும் கலந்து தூபம் போட்-டால் காற்றில் இருக்கும் விஷ ஐந்துக்கள் மடியும்.

வேப்பம் இலையை தண்ணீரில் போட்டு அதனை நன்கு கொதிக்க வைத்து அந்தத் தண்ணீரில் முகம் கழுவி வந்தால் முகத்தில் இருக்கும் பரு, கரும் புள்ளிகள் ஆகிய அனைத்தும் நீங்கும். வேப்பங்காய் இரத்த மூலத்தையும், குடற் பூச்சிகளையும் சிறுநீரகத் தொல்லைகளை-யும் போக்கும்.

அம்மை நோய் வந்தவர்கள் வேப்பிலையை கீழே போட்டு அதன் மேல் படுத்துக்கொள்வது நல்லது. மேலும் வேப்பிலை அல்லது இளந்-தளிருடன் மஞ்சள் சேர்த்து அரைத்து அம்மை கொப்புளங்களின் மீது தடவி வந்தால், நோய் விரைவில் குணமாகும்.

காய்ந்த வேப்பம்பூ தூளை 4 சிட்டிகை எடுத்து இஞ்சிச் சாறில் கலந்து சாப்பிட்டால் அடிக்கடி வரக்கூடிய ஏப்பம் குணமாகும்.

வேப்பம்பூ தூள் 4 சிட்டிகை அளவு எடுத்து, 2 சிட்டிகை பெருங்-காயத்தூளுடன் சேர்த்து வெந்நீரில் கரைத்து சாப்பிட்டால் வாயுத் தொல்லை விலகும்.

வேப்பமரத்தில் இருந்து தயாரிக்கப்படும் பூச்சிக்கொல்லி மருந்துகள் தாவரங்களை அழிக்கும் பூச்சிகளை அவை கூட்டு புழு பருவத்தில் இருக்கும் போதே அழித்து விடுகிறது. வேப்பமரத்தில் இருந்து தயா-ரிக்கப்பட்ட பூச்சிக் கொல்லி மருந்துகளை தெளித்தால் அம்மருந்தின் வாசனை இருக்கும் வரை பூச்சிகள் எந்த செடியினையும் அழிக்காமல் உள்ளது.

வேப்பமரம் சுற்றுப்புறச் சூழ்நிலையை பாதுகாக்கிறது. மண் அரிப்பு தடுக்கப்படுகிறது. அதிகமான வேப்ப மரங்கள் நடுவதால் பூமி குளிர்ச்சி அடைகிறது. எந்த சூழ்நிலை யிலும் வேப்பமர வளர்ச்சி பாதிப்பு அடை-வது இல்லை. வேப்பமரம் மிக வேகமாக வளரும் மரமாகும். தொண்-ணூறு அடி உயரம் வரை வளரும். பூமியின் பசுமையை காப்பாற்றும் மரம் வேப்ப மரமாகும்.

வேப்ப மரப்பட்டையின் சாறு மாத்திரை களாக தயாரிக்கப்பட்டு ஆண்கள் உட்கொண் டால் ஆண்களுக்கு அது இயற்கையிலேயே ஒரு குடும்ப கட்டுப்பாட்டு சாதனமாக அமைகிறது. வேப்ப மரப்பட்டைகள் மற்றும் வேப்ப இலைகள் இயல்பாகவே ஒரு பூச்சி கொல்லி மருந்தாக வேலை செய்கிறது.

வேப்பம்பூ + வேப்ப எண்ணெய் கலந்து காய்ச்சி காதுக்குச் சொட்டு மருந்தாகப் பயன்படுத்தக் காதில் உள்ள பூச்சிகள் வெளிப்படும். காது வலி, காது சீழ் மாறும்.

வேப்பமுத்து, மிளகு, கருஞ்சீரகம் மூன்றையும் அரைத்து எண்-ணெய்யில் கலந்து தலைக்குத் தேய்த்து முழுகி வரப் புழுவெட்டு மாறும். முடி செழித்து வளரும்.

100 வயதான வேப்பமரப் பட்டையை நிழலில் உலர்த்திச் சூரணித்து பாலில் சாப்பிட்டு வர நரம்புத் தளர்ச்சி நீங்கும். நோய் அணுகாது.

மேகாலாயவில் உள்ள பழங்குடி மக்கள் இதய நோய்க்கும், காச நோய்க்கும் வேப்பம் பழங்களையும், இலைகளையும் பயன்படுத்துகிறார்-கள்.

வேப்பமரத்தின் இலை, பட்டை, விதையிலுள் தைலம் பலவகையான பாக்டீரியாக்களைக் கட்டுப்படுத்தும் திறன் உள்ளது

மருந்துக்கும் கட்டுப்படாத காசநோய் கிருமிகள் வேப்ப எண்ணெய்க்கு கட்டுப்படுவதாக ஆய்வு அறிக்கைகள் சொல்லுகின்றன.

விஷம் உட்கொண்டவர்களுக்கு வேப்பங் கொட்டையை மையாக அரைத்து நீரில் கலக்கிக் கொடுக்க வாந்தி ஏற்பட்டு விஷம் வெளியே வந்து விடும்.

5 கிராம் உலர்ந்த பழைய வேம்புப் பூவை 50 மி.லி. குடிநீர் விட்டு மூடி வைத்திருந்து வடிகட்டிச் சாப்பிட்டு வரப் பசியின்மை, உடல் தளர்ச்சி நீங்கும். கல்லீரலை நன்கு இயக்குவிக்கும். வேப்பெண்ணெயில் தலை முழுகி வரச் சன்னி, பிடரி இசிவு, வாத நோய்கள் தீரும்.

வேப்பம் பழத்துக்கு நீண்ட ஆயுளைத் தரும் ஆற்றல் உண்டு. அத்துடன் நோய் எதிர்ப்பு சக்தியையும் அதிகரிக்கும்.

வேப்பம் பிண்ணாக்கு ஒத்தடம் உடல் வலியை உடனே நீக்கும்.

வேப்பங்கொட்டையின் பருப்புக்களை அரைத்துப் பூசினால் புழுப்பட்ட புண்களும் குணமாகும்

வேப்பம் பட்டை மருத்துவ பயன்கள்

முதிர்ந்த வேம்பின் வேர்ப்பட்டைப் பொடியுடன் முதிர்ந்த பூவரசம் பட்டைப்

பொடி சம அளவில் கலந்து அதனுடன் சிறிது தேன் சேர்த்து காலை, மாலை என 48 சாப்பிட்டு வரத் அனைத்துத் தோல் நோய்களும் குணமாகும். வேப்பெண்ணெயில் தலை முழுகி வரச் சன்னி, பிடரி இசிவு, வாத நோய்கள் தீரும்.

வேப்பம்பட்டை 5 பலம், கஸ்தூரி மஞ்சள், பூண்டு, மிளகு, சீரகம் இவை வகைக்கு 50 கிராம் எடுத்து இவற்றை இடித்துத் தூளாக்கி, ஒரே மாட்டின் பசும்பால் ஒரு படி நல்லெண்ணெய் ஒன்றரைப்படி எடுத்து இவையனைத்தையும் ஒன்றாகச் சேர்த்து காய்ச்ச வேண்டும்.

உரிய பதம் வந்ததும் இறக்கி ஆறியவுடன் வடிகட்டி வைத்துக் கொள்ள வேண்டும். இந்த எண்ணெயைத் தேய்த்துக் குளித்து வந்தால் வாதரோகங்கள், பாரிச வாயு, சீதளரோகம் சம்பந்தமுடையவர்கள், தோல் சம்பந்தப்பட்ட நோயுடையவர்கள் விரைவில் குணம் பெறுவார்கள்.

நூறு ஆண்டு வேப்ப மரத்தின் இலை, பூ, பட்டை, வேர்ப்பட்டை, காய்

ஆகியவற்றை சம அளவில் எடுத்து உலர்த்தி காயவைத்து பொடித்து அதனைக 2-5 கிராம் அளவு தேனில் காலை சாப்பிட்டு வந்தால் உடல் வலியும், வனப்பும் பெறும். உடலில் எந்த நோயும் போகும். நீரிழிவு, சர்க்கரை குஷ்டம் முதலான எல்லா வகைத் தோல் நோயும் குணமா-கும்.

வேப்பம் பட்டையுடன் நீர், எண்ணெய் மற்றும் பிற மருந்துப்பொருட்-களைச் சேர்த்து காய்ச்சி தைலங்களாக தோல் புண்,சொறி, சிரங்குகளின் மீது பூசிவந்தால் அவை குணம் பெறும் என்று மூலிகை மருத்துவ நூல்-களில் கூறப்பட்டு வருகிறது

வீட்டு வாசலில் வேம்பு — நிழலுக்காகவும் குளிர்ச்சியான காற்-றுக்காகவும் நம் முன்னோர்கள் பின்பற்றிய வழக்கம் இது. கிராமங்களில் வழிபாடு தொடங்கி பல் துலக்குகற்பக விருட்சம்' எனப்படும் வேப்பமரத்-தின் மருத்துவ மகிமைகள்!

வேப்ப மரக் காற்று நோய்களை அண்ட விடாது என்பது கிராமப்புற மக்களின் அசைக்க முடியாத நம்பிக்கை. இதனாலேயே, கோயில்களில் புனித மரமாகப் போற்றப்படுகிறது. பச்சை வேப்பன் இலைகளைச் சுடு தணலில் வாட்டும்போது வெளிவரும் புகை, கொசுக்களை ஓட ஓட விரட்டும். வேப்ப மரத்தின் தண்டுப் பகுதி கட்டுமானப் பணிகளுக்கு உதவுகிறது. அதன் பிசின், கோந்து தயாரிக்கும் மூலப் பொருள் ஆகும்.

வேப்ப மரத்தின் எண்ணற்ற பலன்களின் காரணமாக, இதைக் 'கற்பக விருட்சம்' என்றே சொல்வார்கள். இந்த மரத்தின் ஒவ்வொரு பாகமும் அதிகமான பயன்களைக்கொண்டது.

இலை: வேப்பங்கொழுந்துடன் ஓமம், மிளகு, பூண்டு, சுக்கு, நொச்-சிக் கறிவேப்பிலை, சோம்பு, சிற்றரத்தை ஆகியவற்றைத் தனித் தனியாக நெய்விட்டு வதக்கி, உப்புப் போட்டு, நீர் விடாமல் மைபோல் அரைத்து எடுத்துத் தண்ணீரில் கரைத்துக்கொள்ளவும். குழந்தைகளுக்கு உண்டா-கும் மந்தம், வயிற்றுப் பொருமல், மார்புச் சளி போன்ற பிரச்னைகளுக்கு இந்தக் கரைசலைக் கொடுத்துவந்தால் நல்ல குணம் கிடைக்கும். இது, குடற்புழுக்களையும் நீக்கும். புண்களைக் கழுவவும், வேப்ப இலைகள் போட்டு ஊற வைத்த நீரைப் பயன்படுத்தலாம்.

வேப்பங்கொழுந்துடன் குன்றிமணி அளவுக்கு வேர்ச் சுரணத்தைச் சேர்த்து அரைத்து தினம் மூன்று முறை கொடுத்தால், அம்மை நோய்

குணமாகும்.

வேப்பிலையைத் தனியாகவோ அல்லது மஞ்சளுடன் சேர்த்தோ வெந்நீர்விட்டு அரைத்துப் பூசினால், சொறி சிரங்கு, வீக்கம் மற்றும் அம்மைப் புண் ஆகியன குணமாகும். வேப்பிலையை நீரில் நன்கு ஊறவைத்துப் பின் உலர்த்தி உப்பு சேர்த்துப் பல் துலக்கினால், பயோரியா நோய் கட்டுப்படும்.

பூ: வேப்பம் பூக்களை நெய்விட்டு வதக்கி, உப்பு, புளி, வறுத்த மிள-காய், கறிவேப்பிலை இவற்றுடன் சேர்த்து அரைத்துத் துவையல் செய்து சாதத்துடன் பிசைந்து சாப்பிட்டால், நா வறட்சி, ஏப்பம், சுவை இன்மை, வாந்தி ஆகியன குணமாகும். வயிற்றுப் புழு நீக்கியாகவும் இது செயல்-படும். வேப்பம் பூவில் வடகம் மற்றும் ரசம் போன்றவையும் தயாரித்து உண்ணலாம். சுவையாக இருக்கும்.

காய்: மிகவும் கசப்புச் சுவையை உடையது. காய்ச்சலைக் குணமாக்கும் தன்மை கொண்டது.

விதை: புழு நீக்கியாகச் செயல்படும். கிருமி நாசினியாகவும் செயல்-படுகிறது. விதைகளை அரைத்துப் புழு உண்டாகிவிட்ட புண்களின் மேல் தடவினால், புண்களில் இருந்து புழுக்கள் வெளியேறுவதோடு புண்ணும் விரைவில் ஆறும்.

வேப்ப எண்ணெய்: வேம்பின் விதையில் இருந்து எடுக்கப்படும் எண்ணெயுடன் எருக்கு இலையைச் சேர்த்து ஒத்தடம் கொடுத்தால், பிடரி வலி போன்ற அனைத்து வலிகளுக்கும் நிவாரணம் கிடைக்கும்.

பட்டை: வேப்பன் பட்டையை நீரில் இட்டுச் சூடாக்கி 30 அல்லது 45 மி.லி. அளவில் குடித்துவந்தால், காய்ச்சல் குணமாகும். உடல் சோர்-வையும் நீக்கும். வேப்ப மரப் பட்டையைப் பொடி செய்து, நான்கில் இருந்து எட்டு கிராம் வீதம் தினம் இருவேளை உட்கொண்டால், வாந்தி, சுவையின்மை ஆகியன நீங்கும்.

பிசின்: உலர்த்தி சூரணம் செய்து இரண்டில் இருந்து ஆறு கிராம் அளவில் உட்கொண்டால், மேகரோகம் குறையும்.

புண்ணாக்கு: வேப்பன் புண்ணாக்கு, பயிர்களுக்கு நல்ல உரமாகும். இதை இடித்துப் பொடி செய்து வறுத்துத் தலைவலிக்குப் பற்று போட-லாம்.

இது போல் வேம்பின் மருத்துவ பயன்கள் இன்றியமையாதது. மேலும் பல நோய்களுக்கு அருமருந்தாக விளங்கும் வேம்பின் குணநலன்களை அறிந்துகொள்வோமா?

வேப்ப எண்ணையுடன் தூய தேங்காய் எண்ணை அல்லது ஆலிவ் எண்ணையை 1:4 என்ற விகிதத்தில் கலந்து உடலில் தேய்த்தால், பூச்சிகள் மற்றும் கொசுக்கடியில் இருந்து தப்பிக்கலாம். மேலும், இந்த கலவை தோல் எரிச்சல், சிறு வெட்டுக்காயங்கள், தீக்காயங்கள் ஆகியவற்றையும் குணப்படுத்துகிறது.

வேப்ப இலைகளால் தயாரிக்கப்பட்ட தேனீரைப் பருகும்போது, தோலுக்கு பாதுகாப்பும், உறுதியும் கிடைக்கும்.

வேப்ப எண்ணையுடன், தேங்காய் எண்ணை அல்லது ஆலிவ் ஆயிலை கலந்து தலைக்கு தடவி, ஒரு மணி நேரம் ஊறவைத்தபின்னர் குளிக்கவும். தொடர்ந்து 3 வாரங்களுக்கு இப்படி தேய்த்துக் குளித்து வர, நீண்ட நாட்களாக இருந்து வந்த ஈறு, பொடுகு மற்றும் பேன் தொல்லைகள் நீங்கி, ஆரோக்கியமான பளபளப்பான தலைமுடியை பெறலாம்.

300 மில்லி நீருடன் 2 முதல் 3 வேப்ப இலைகளை சேர்த்து, கொதிக்க வைத்து ஆறவிடவும். இந்த வேப்ப இலை கஷாயத்துடன், சிறிதளவு தேன் கலந்து பருகி வர, தொண்டைப் புண் குணமாகும்.

வேப்ப இலையை உலரவைத்து பொடியாக்கி, சிறிதளவு நீர் கலந்து பசையாக்கி முகத்தில் தடவி வர, பருக்கள் மற்றும் கொப்புளங்கள் நீங்கி முகம் பளிச்சிடும்.

வேப்ப எண்ணையை, காலை, மாலை இருவேளைகளிலும் 2 துளிகள் மூக்கில் இட்டு வர சைனஸ் தொல்லை விலகும்.

கொசு உற்பத்தியாகும் இடங்களில் வேப்ப விதை மற்றும் வேப்ப எண்ணையை தெளித்து வர, கொசுத்தொல்லை நீங்கி சுகாதாரமாக இருக்கலாம்.

250 மில்லி அளவுள்ளநீரில், 40 முதல் 50 வேப்ப இலைகளைப் போட்டு 20 நிமிடங்கள் கொதிக்க வைக்கவும். பிறகு ஆறவைத்து வடிகட்டி குடிக்க, உடலில் உள்ள தசைகள் மற்றும் திசுக்கள் பலம்பெறுகின்றன.

2 அல்லது 3 வேப்ப இலைகளை தினமும் மென்று வர, ரத்தம் சுத்திகரிக்கப்படுவதுடன், அஜீரணக்கோளாறும் சரியாகும்.

வலி நிவாரணியாகவும், உடல் சூட்டை தணிக்கும் சிறந்த மருந்தா-
கவும் இது பயன் படுகிறது.

வேப்பமரத்தின்...

வீட்டு வாசலில் வேம்பு —— நிழலுக்காகவும் குளிர்ச்சியான காற்-
றுக்காகவும் நம் முன்னோர்கள் பின்பற்றிய வழக்கம் இது. கிராமங்களில்
வழிபாடு தொடங்கி பல் துலக்குகற்பக விருட்சம்' எனப்படும் வேப்பமரத்-
தின் மருத்துவ மகிமைகள்!

வேப்ப மரக் காற்று நோய்களை அண்ட விடாது என்பது கிராமப்புற
மக்களின் அசைக்க முடியாத நம்பிக்கை. இதனாலேயே, கோயில்களில்
புனித மரமாகப் போற்றப்படுகிறது. பச்சை வேப்பன் இலைகளைச் சுடு
தணலில் வாட்டும்போது வெளிவரும் புகை, கொசுக்களை ஓட ஓட
விரட்டும். வேப்ப மரத்தின் தண்டுப் பகுதி கட்டுமானப் பணிகளுக்கு
உதவுகிறது. அதன் பிசின், கோந்து தயாரிக்கும் மூலப் பொருள் ஆகும்.

வேப்ப மரத்தின் எண்ணற்ற பலன்களின் காரணமாக, இதைக் 'கற்பக
விருட்சம்' என்றே சொல்வார்கள். இந்த மரத்தின் ஒவ்வொரு பாகமும்
அதிகமான பயன்களைக்கொண்டது.

வேப்பமரத்தின்மருத்துவபயன்கள்சில . வேப்ப மரத்திலிருந்து வீசும்
காற்று ஒரு வகை மருத்துவ குணம் கொண்டது. இது உடலுக்கு தீங்கை
விளைவிக்கும் பாக்டீரியாகளைக் கொல்லும் சக்தியை உடையது. வேப்ப
மரத்தின் அடியில் அமர்வதாலும், அதன் காற்றை சுவாசிப்பதாலும்,
அதனை பார்ப்பதாலும் ஒருவிதமான மன அமைதி கிடைக்கிறது.

தமிழர்களின் பண்பாட்டோடும், பழக்க வழக்கங்களோடும் பிணைந்-
துள்ள வேம்பின் அனைத்து பாகங்களும் பயனுடையவை.

நான்

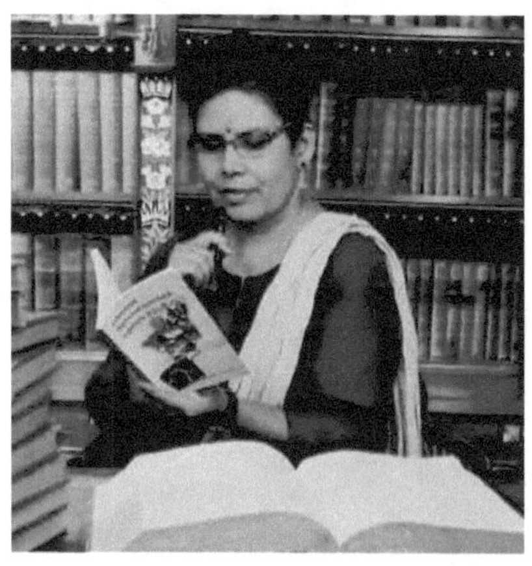

வாசகர்களால் நான்
வாசகர்களுக்காக நான்

முற்போக்கு எழுத்தாளர் வி.எஸ்.ரோமா – கோயம்புத்தூர்
+91 82480 94200
20 புத்தகங்கள் எழுதியுள்ளேன்
விருதுகள் பல பெற்றுள்ளேன்.
கதை , கவிதை, கட்டுரை, நாவல் பொன்மொழி, நாடகம்
எழுதுவேன்.

என்
எழுத்து
என் மூச்சுள்ள வரை
என் வாசிப்பே
என் சுவாசிப்பு
என்றும்

எழுதிக் கொண்டிருக்க வே
என் ஆசை

நான் திருமணமே செய்து கொள்ளாத பெண்மணி என்பதில்
எனக்கு மகிழ்வே.

என் எழுத்துக்கு முழு ஒத்துழைப்பு கொடுப்பவர்கள் என்
பெற்றோர்களே.

தந்தை
கா சுப்ரமணியன் _ தாசில்தார் - ஓய்வு

தாய்.
சு. கிருஷ்ணவேணி

என் பெற்றோர்களே
என்
எழுத்துக்கும்
எனக்கும் முழு ஒத்துழைப்பு தருகின்றவர்கள் என்பதில்
எனக்கு மகிழ்ச்சியே.

நான் ரோமா ரேடியோ
என்ற பெயரில் எஃப் எம் ஆரம்பித்துள்ளேன்.

என்
எழுத்து
என் ரோமா வானொலி மூலம்
எங்கும் ஒலிக்க
எட்டு திக்கும் ஒலிக்க
என் ஆவல்.

பெண்களை
பெரிதாக நினைத்துப்

பெரும் மகிழ்ச்சியடைந்து
பெருமைப் படுத்த வேண்டும்.

முற்போக்கு எழுத்தாளர்
வி.எஸ். ரோமா
Roma Radio
கோயம்புத்தூர்
+91 82480 94200